CONSIDÉRATIONS

SUR LES RAPPORTS

DU PHYSIQUE ET DU MORAL

DE LA FEMME.

CHEZ

L. DEVILLY, à Metz;
LEVRAULT, à Strasbourg;
GABON, à Montpellier;
BOGET, à Lyon.

Je déclare que je regarderai comme contre-façon tous les exemplaires qui ne porteraient pas ma signature.

CONSIDÉRATIONS

SUR LES RAPPORTS

DU PHYSIQUE ET DU MORAL

DE LA FEMME,

Par L. V. BÉNECH, Docteur en Médecine de la Faculté de Paris, etc.

> Tout est bien sortant des mains de l'auteur des choses; tout dégénère entre les mains de l'homme.　　J. J. ROUSSEAU.

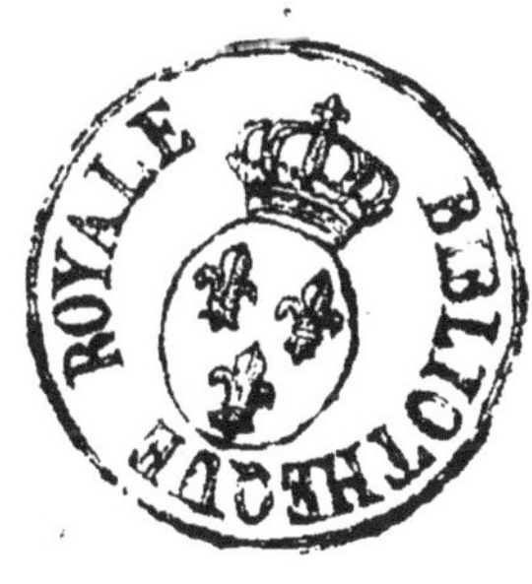
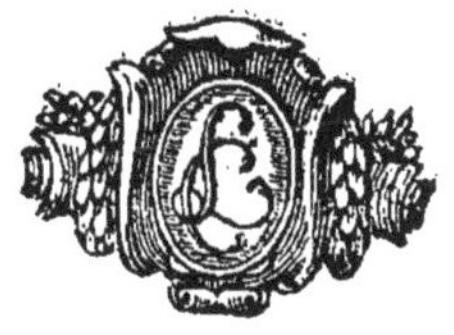

A PARIS,

CHEZ GABON, LIBRAIRE, PLACE DE L'ÉCOLE DE MÉDECINE,
ET DELAUNAY, LIBRAIRE, AU PALAIS ROYAL.

1819.

PRÉFACE.

Le mémoire que je publie aujourd'hui a, par son titre, beaucoup de rapport avec celui que porte l'ouvrage de l'auteur (1) immortel dont le nom se rattachera toujours à l'éloge des femmes ; mais quant au fond il en diffère ; le lecteur en jugera par lui-même.

Au reste, quand on écrit, l'essentiel étant qu'on fasse connaître des idées nouvelles, vraies et utiles, j'ose croire avoir rempli cette condition ; sur-tout dans les articles où je prouve que la femme est étrangère à la conservation de l'individu ; comment elle identifie son existence avec la nôtre ; que sa mobilité est une source de vertus ; qu'elle est née pour l'amour ; pourquoi ce sentiment est si fort chez elle ; et pourquoi l'homme est l'objet de cette passion, malgré que le caractère de ce dernier paraisse au prime abord incompatible avec le sien. J'ose croire aussi que la manière dont j'ai envisagé la pudeur, la coquetterie, le goût de la parure, l'inconstance, la

____

(1) Ouvrage de M. Roussel.

jalousie, le goût des arts d'agrément et l'éducation physique et morale de la femme, jettera quelque intérêt sur cet opuscule.

J'aurais souhaité de donner à ce mémoire un plan plus régulier ; une division plus naturelle ; de mieux lier entr'elles les matières dont il se compose ; d'entrer dans des détails omis à dessein ; de donner plus d'étendue à certaines explications, et d'éviter de trop nombreuses répétitions ; mais ne voulant aujourd'hui qu'essayer mes forces sur un sujet que je me propose d'étudier pendant de longues années, et, comme le peintre, n'ébaucher que l'esquisse d'un tableau dont le sujet flatte son imagination, je n'ai pu éviter des défauts. Je suis même tellement convaincu de cette vérité, que je n'aurais pas publié cet écrit, si je n'avais été entraîné par cette pensée ; que je serais un être heureux, si je rendais un seul homme moins injuste envers la femme ; si j'apprenais à celle-ci à mieux connaître sa destination ; et si, par le jugement que portera le public de mes faibles efforts, je me voyais encouragé à continuer une étude qui fait mes délices.

CONSIDÉRATIONS

SUR LES RAPPORTS

Du physique et du moral de la Femme.

CONSIDÉRATIONS GÉNÉRALES.

LES rapports du physique et du moral d'un individu quelconque ne pouvant être appréciés que par la connaissance de ses désirs, de ses passions, de ses penchans, et de ses actions, nous diviserons ce mémoire en trois paragraphes. Dans le premier, il sera question du besoin des alimens et des boissons ; dans le second, des relations physiques ; et dans le troisième, des relations morales.

§. 1er. DU BESOIN DES ALIMENS ET DES BOISSONS.

1°. *Du besoin des alimens.*

La faim, sentiment toujours involontaire, et qui force à l'obéissance plutôt par la menace que par l'attrait du plaisir, phénomène nécessaire pour que l'existence ne fût pas abandonnée au calcul de la froide raison, caractérise ce besoin des alimens. Elle nous porte à la recherche des substances propres à réparer non-seulement es pertes continuelles de l'économie, mais à produire des mouvemens de composition et de décomposition organiques, sans lesquels la nature ne saurait entretenir le feu sacré de la vie. Chez la femme, toutes les fois que ce besoin est en rapport avec les viscères où il fait sentir son existence, et en harmonie avec les sentimens divers des autres appareils de l'économie, loin de se fixer sur des corps durs et grossiers, il dirige son heureux choix sur les laitages, les viandes blanches et sur tous les mets légers, aqueux, d'une digestion facile, et qui réunissent à l'avantage de contenir des molécules nutritives, celui de ne causer que de faibles mouvemens gastriques. Qu'on ne pense pas que ce choix soit une erreur de la nature. Dans le cas contraire les parois minces et peu résistans des viscères n'auraient pu soutenir l'action d'alimens durs et volumineux ; et leur sensibilité délicate fatiguée, irritée par la présence de ces corps, aurait arrêté l'action des voies digestives, enrayé, par sympathie, les mouvemens des autres organes, rompu l'équilibre nécessaire entre les solides et les fluides, fait refluer ces derniers de la circonférence vers le centre, et, pour premier résultat de tous ces phénomènes destructeurs, l'on eût vu la santé devenir languissante, la fraîcheur disparaître, et la beauté se flétrir aussi rapidement qu'une rose exposée à l'haleine brûlante des vents du midi.

2°. *De la Soif.*

Ce que j'ai dit de la faim s'applique également
à la soif; car la même raison qui détermine la
femme à ne pas user d'alimens dont l'action soit
énergique, lui fait éviter de prendre des boissons
qui aient les mêmes qualités. Les liquides, plus
capables d'appaiser la sensibilité que de l'irriter,
de calmer des mouvemens trop prompts que de
les produire, et de diminuer la chaleur animale
que de l'accroître, sont ceux qu'elle recherche.
Si la femme est encore plus sévère sur le choix
des liquides que sur celui des alimens, c'est
parce que les boissons vineuses ont une action
très-vive, qu'elles sont absorbées facilement, et
qu'en parcourant l'économie, elles laissent par-
tout des traces funestes.

De plus, si la femme eût reçu en partage un
goût prononcé pour les boissons enivrantes, elle
serait tombée dans des excès inséparables de cette
passion grossière, et de là seraient nés des hé-
morrhagies utérines, des aménorrhées, des gros-
sesses orageuses, des avortemens et des couches la-
borieuses. Bientôt de ces désordres seraient résultés
d'autres désordres encore; la raison, toujours trou-
blée, se serait évanouie; les vertus, qui chez la femme sont sans doute les vraies filles du ciel, n'auraient
eu que l'existence d'un rêve, et l'amour, sentiment pour lequel elle est spécialement créée,
l'amour, dont l'empire lui fait si souvent rendre

des hommages presque divins, n'aurait été pour nous que l'ombre d'un fantôme.

La sobriété est donc une vertu qui, chez la femme, tire son existence et de la nature de la sensibilité, et de l'organisation propres à ce sexe. Ce n'est donc pas la beauté qui, la première, a appris aux hommes à surcharger les tables de mets qui portent dans toute l'économie un feu ardent ; à ne voir, dans les fruits les plus suaves et les plus nourrissans, que des matières pour obtenir des liqueurs enivrantes; et qui, la première, a chanté les louanges de Comus et du Dieu de la treille : sa voix est trop douce et trop harmonieuse pour se mêler aux sons élevés et bruyans qui plaisent à ces divinités. Dans l'âge de la retraite, dans cet âge où les passions rentrent dans le silence, où les attraits s'envolent avec les désirs fugitifs, où la sensibilité s'émousse, où les mouvemens organiques se ralentissent, la femme ne renonce même pas à cette vertu; car le cerveau où sont venus retentir les plaisirs et les peines d'amour, les alarmes de la tendresse maternelle, et les chagrins causés par l'injustice des hommes, succombe rapidement lorsqu'il est trop agité par un sang chargé de vapeurs enivrantes.

Chez la femme la sobriété est sujette à disparaître pour faire place à des vices honteux. Ces phénomènes, moins bizarres qu'on ne le pense vulgairement, sont communs, soit lors de l'apparition des menstrues, soit lorsque cet écoulement périodique est accidentellement interrompu, soit pendant la grossesse, soit à l'époque du retour de l'âge. Quand on réfléchit à l'influence de la matrice sur les premières voies, aux modifications que la première imprime aux dernières, à la sensibilité et à l'organisation de celles-ci, l'on voit combien ces phénomènes se rapportent au physique de la femme. Ce sont toujours ou l'influence sympathique de la matrice, ou une action immédiate qui, en modifiant les propriétés vitales des viscères gastriques, donnent lieu à ces désordres. Cette explication basée sur l'observation de tous les temps, aurait dû être toujours admise ; car, en raisonnant, de la sorte, la renonciation subite et involontaire de la femme à l'amour de la vertu, l'infortunée qui se plaît dans un état qu'elle n'est pas maîtresse d'abandonner, aurait trouvé dans la société plus d'égards, plus de tolérance, plus de pitié, et les hommes, moins barbares par instinct que par ignorance, n'auraient pas vu des vices à blâmer ou des crimes à punir, là où ils n'auraient pas retrouvé leurs habitudes ou leurs intérêts.

§. 2. RELATIONS PHYSIQUES.

Fidèles à la marche que nous nous sommes prescrite, nous allons maintenant considérer la sensibilité et les appareils organiques au moyen desquels la femme établit ses relations physiques. Nous n'entrerons pas dans de longs détails ; et, pour abréger encore, nous envisagerons à la fois tous les appareils qui sont destinés à établir ces relations.

Quand on étudie la sensibilité des organes cérébraux où siégent les facultés intellectuelles, on observe dans ce principe de la vie, comme dans celui de ses agens, une tendance qui l'entraîne vers les corps capables de produire sur l'économie une action plus ou moins énergique. Ce besoin de sentir nous unit à presque tous les corps de la nature ; plus il est en jeu, plus le cercle de la vie s'agrandit, plus la santé devient florissante, et plus notre bonheur a d'étendue. C'est sur-tout vers les corps de formes inégales et raboteuses, d'une structure difficile à rompre, et d'une composition plus résistante encore, qu'il dirige son activité. Mais, lorsqu'il est en harmonie avec le physique et les autres penchans de l'économie, il est bien différent chez les deux sexes. Pour l'homme, détruire les animaux dont les lois et les mœurs sont incompatibles avec son existence, ou les associer à sa fortune, s'ils sont

dignes de partager ses nobles et brillantes con-
quêtes; couvrir de prairies riantes et de jardins
enchanteurs la terre marécageuse ou chargée de
ronces; maîtriser la foudre et les vents; parcou-
rir les mers orageuses; transporter les produc-
tions d'un hémisphère dans un autre; multiplier
son existence en multipliant les causes qui la
mettent en jeu; enfin vivre en guerre avec toute
la nature; pour l'homme dont les organes de la
vie de relation sont volumineux, durs et épais,
et dont la sensibilité est obtuse, comparée à celle
de la femme, voilà, dis-je, une idée de ses rapports physiques. D'autres travaux, d'autres occupations, d'autres périls attendent la femme, et,
l'on ne peut se dissimuler, quand on étudie ses
rapports physiques, que sa vie ne soit presque
nulle, si l'on ne tient compte de ses actions morales. Aussi, ne seconder l'homme que dans quelques travaux légers; changer divers produits de
la terre en alimens précieux; débarrasser les animaux d'un lait qui surcharge leurs mamelles;
cultiver un coin de terre plutôt pour le couvrir
de fleurs que pour en retirer des fruits; ne s'exposer à des périls que lorsque le corps social est
en péril lui-même; embellir sa retraite, la changer en un temple dont elle devient la divinité;
transformer le lin en des tissus légers dont elle
embellit ses attraits pour leur donner plus d'empire; en un mot, ne travailler que pour faire
naître le plaisir; n'agir que pour répandre sur

là vie tous les charmes que la nature nous à permis d'y attacher; sont les occupations, plutôt agréables que pénibles, réservées à la femme.

L'on ne peut même se faire illusion sur la nature de ce penchant qui crée de telles occupations; car si l'on remarque que chez la femme la sensibilité des facultés intellectuelles qui étudie les rapports physiques a peu d'énergie; que la femme est incapable d'une forte contention d'esprit, et de ces combinaisons heureuses qui enchaînent les ennemis éternels mais nécessaires dont nous sommes environnés ; si l'on considère la sensibilité de l'enveloppe extérieure des organes qui sont les agéns de la pensée, et la promptitude avec laquelle cette enveloppe s'irrite, s'enflamme et fait entendre les cris de la douleur, même sous l'influence d'une cause qui à peine se ferait sentir chez l'homme ; que la femme a les bras d'une structure moins forte qu'élégante, et qui ne sont faits ni pour l'attaque ni pour la défense, une marche plutôt pénible que facile, une poitrine que meurtrirait l'armure la plus légère, et un bassin dont la conformation est inverse de la conformation du bassin destiné à supporter de grands efforts ; n'est-on pas convaincu que la femme n'est pas plus faite pour les pénibles travaux que pour les dangers réservés à l'homme?

L'histoire de la femme prouve, au reste, ce que j'avance, et les peuples dont les lois, les mœurs et les préjugés furent les plus barbares, ont au

moins respecté la nature sur ce point. On rap-
porte, il est vrai, que des femmes usurpèrent jadis
les prérogatives de l'homme, et qu'il est des pays
où l'on observe encore ces faits ; mais comme
tout ce qui est hors des lois de la nature est im-
possible et fabuleux, on ne doit voir dans ces
récits que des romans inventés à plaisir, et trans-
portés dans l'histoire par une brillante imagination.

Par la même raison, la femme n'est pas aussi
apte que l'homme à l'étude de l'histoire naturelle
des animaux, de la botanique, de l'agriculture,
de la physique et de la chimie, sciences dont l'ensemble embrasse les connaissances des corps avec
lesquels s'établissent les relations physiques des
deux sexes. Car comment la femme pourrait-elle
acquérir des connaissances qu'elle ne pourrait uti-
liser par la pratique, et qui exigent qu'on se livre
à des travaux pénibles, qu'on surmonte des obstacles inouis, qu'on voie de sang froid les plus
grands périls, et qu'on s'attende à tous les hasards?
Ensuite les organes, qui sont le siége de cette
sensibilité qui mesure les rapports physiques, étant
plus petits et d'une fibre moins consistante chez
la femme que chez l'homme, il est évident que
la première ne peut, comme le second, approfondir
des sciences qui causent une grande dépense de
forces encéphaliques. Raison que l'on aurait dû se
donner depuis long-temps, sur-tout quand on a toujours pu remarquer que l'homme sacrifie au bonheur

de s'instruire son repos, sa fortune et parfois sa vie;
tandis que la femme se peint le savoir sous un jour
affreux. On m'objectera que les femmes peuvent
aussi bien que l'homme étudier la théorie de ces
sciences. Mais l'observation prouve le contraire, et
les mêmes raisons qui interdisent aux femmes des
travaux violens et continus, les éloignent de l'é-
tude de cette théorie; parce que chez elles la sensibilité cérébrale, facile à s'exalter, dirige toutes les
forces vitales vers le cerveau. D'où résulte que la vie
en s'exerçant trop sur un point, est comme suspendue dans tout le reste de l'économie; que les
sucs nourriciers sont mal élaborés; que la nutrition
languit; que les matériaux excrémentiels souillent
le corps par un trop long séjour; et que celui-ci
perd bientôt sa fraîcheur, et à la longue sa santé.

Si, d'un côté, la femme reste étrangère à des
connaissances qui ne sont que du domaine du
génie, d'un autre elle apprend toujours mieux,
et plus promptement que l'homme, celles qu'elle
cultive naturellement. Phénomène qui n'existe que
parce que la femme étant plus sensible que l'homme,
les corps agissent plus facilement sur elle, les
impressions sont plus vives, et les sensations plus
parfaites. Aussi, remarquez qu'avec cette faculté
la femme s'instruit promptement, et qu'elle saisit,
dans les corps qui la frappent, même rapidement,
des nuances, des détails et des rapports déliés
qui échappent souvent au plus grand observateur.
A cet avantage, la femme réunit encore celui

celui d'être plus adroite que l'homme dans la direction du corps qu'elle doit mouvoir, et d'avoir plus de grace que lui dans cette direction. Personne ne conteste cette vérité qui n'est que la conséquence de la précédente, et qu'on a toujours expliquée d'une manière très-vague. L'adresse ne dépend que de la nature de la sensibilité, et d'une disposition organique en rapport avec la première. Ainsi, la femme étant plus sensible que l'homme, ayant des idées plus vives, un plus grand besoin d'entrer en action; ayant reçu des organes plus contractiles et plus flexibles, il en résulte chez elle, non-seulement des mouvemens plus prompts et plus précis que chez l'homme, ce qui constitue la supériorité de l'adresse de la femme sur celle de l'homme; mais encore que la première a dans tous ses mouvemens plus de grace que le second.

Maintenant, si nous jugeons du moral par le physique, on voit que ce n'est pas à la femme que la nature a imposé le rigoureux devoir de veiller à la conservation de l'individu. Ses bras sont trop faibles pour arracher à la terre sa subsistance; et ils sont moins faits encore pour défendre cette subsistance quand on en est le maître. Tout son physique prouve cette vérité, et nous dit, qu'elle doit mener une vie plutôt douce qu'austère, plutôt tranquille qu'agitée, plutôt casanière qu'errante, et qu'elle doit être étrangère aux passions violentes, qui, chez l'homme, naissent de ses relations physiques, et de l'étude des sciences qui embrassent ces mêmes relations. Aussi, de tous les temps, le désir effréné de la propriété, la cruauté, l'ambition, l'audace et la témérité sont restés aussi inconnus à la femme que la morgue et le caractère irascible des savans.

Que ces passions siéraient mal à un être qui n'a à sa disposition aucun moyen organique pour les satisfaire ! non-seulement elles nuiraient à sa conservation en raison de l'impulsion trop énergique qu'elles donneraient à des organes très-sensibles, très-mobiles et très-sanguins ; mais elles détruiraient ces vertus dont la douceur est la base première ; elles empoisonneraient les charmes de cette union qui rend le fort responsable des jours du faible, et forceraient les deux sexes à vivre à l'instar d'homme à homme, et à se mettre en guerre même pour des intérêts qui doivent leur être communs.

Si la femme, par son organisation, ne peut cultiver des vertus sauvages ou ressentir de sombres passions, à son physique faible, sensible et délicat, se lient naturellement des vertus douces, et sur-tout la crainte et la timidité, sentimens qui vont seuls nous occuper.

La crainte et la timidité suivent par-tout la femme ; elles sont inséparables de son existence, et, quoi qu'en aient dit quelques esprits forts, loin d'être des imperfections de ce sexe, elles doivent être comptées parmi ses plus belles vertus. Si la femme, en effet, n'eût pas été craintive et timide, elle aurait reçu des atteintes multipliées et toujours dangereuses; les fonctions qui lui sont particulières, à chaque instant interrompues, auraient à chaque instant mis en péril son existence; la nature eût été en contradiction avec elle-même, puisqu'en lui laissant des dangers à courir, elle l'eût mise dans l'impossibilité de les vaincre; à cause de l'insuffisance de ses appareils organiques; et l'homme n'aurait pu voir dans la femme un être qu'il aurait le bonheur de protéger, et pour lequel, au besoin, il aurait exposé sa vie.

Mais si de ce physique naissent ces sentimens, qu'on se garde de croire néanmoins que la femme soit exposée au plus faible des hasards; elle est encore aussi puissante que l'homme livré à ses propres moyens de défense; car notre force devient la sienne; parce que son organisation est si sensible et si flexible, que, par ces qualités heureuses, elle jouit de la faculté de suivre nos impulsions, de recevoir nos habitudes, d'identifier son être avec le nôtre, et de doubler ainsi son existence en doublant celle du genre humain.

Cette faculté est même si importante, que, sans elle, on ne peut concevoir l'existence de la compagne de nos destinées. Ce qui le prouve, c'est que l'homme qui tourmente tous les corps qui l'environnent pour leur imprimer des qualités diverses, qui s'efforce de les soumettre à un arrangement ou à un mélange qui charment ses désirs ou fixent ses caprices; qui porte son ambition jusqu'à vouloir faire subir la même loi à son semblable ; et qui aime mieux périr, s'il n'est maître absolu, n'aurait vu dans la femme qu'un rival au lieu d'une amie, et qu'un objet plutôt digne de haine que d'amour, s'il eût trouvé en elle une organisation et une sensibilité telles, qu'il n'eût pu lui transmettre ses volontés. Si la première étude de la femme est donc de chercher à nous connaître, son premier soin de nous plaire, sa plus noble ambition d'acquérir notre amitié ; si elle sait être heureuse de notre bonheur, pardonner nos travers, prendre en pitié nos vices, adoucir nos maux, mêler ses larmes aux nôtres, et partager nos infortunes, sans même nous accuser lorsqu'elles ne sont que notre propre ouvrage ; est-il besoin d'observer que tant de belles vertus ne peuvent que se lier avec ce physique doué d'une brillante jeunesse, des prestiges de la beauté, et qui est à l'homme ce que le lierre est à l'arbre sur lequel il prospère ?

Si, dans ses relations physiques, la femme se fait remarquer par le choix des corps qui lui conviennent, elle ne nous frappe pas moins alors par ce besoin qui l'entraîne rapidement d'un objet à l'autre, qui lui fait préférer des idées irrégulières et fugitives à des idées fixes et coordonnées, et qui la porte plutôt à multiplier ses sensations qu'à les approfondir. Ce phénomène a frappé tous les naturalistes, et l'on a cru l'expliquer en remontant à la petitesse des organes.

Mais la différence de volume des corps n'explique point la différence des penchans : tandis que si l'on admet que plus un être est sensible moins il résiste à l'action des causes qui le mettent en jeu, parce qu'alors sa fibre plus délicate est plutôt fatiguée ; et que plus il est sensible, moins il supporte la privation des excitans ; parce que, chez lui, les mouvemens de composition et de dé-composition sont plus rapides ; ainsi que le prouve l'enfance pour tous ces cas ; l'on en doit conclure que ce besoin est une suite du mode d'être de la sensibilité et de l'organisation de la femme.

Ce désir, improprement appelé mobilité, a été regardé comme la cause de nombreuses imperfec-tions chez les femmes ; mais, quand on étudie la nature d'après les faits, et non d'après ce qu'on est soi-même, on peut avancer, sans crainte d'être démenti, qu'un sentiment involontaire qu'on re-marque chez toutes les femmes ne peut être un défaut ; et moins encore la source d'aucun vice. Aussi il n'est pas vrai que cette mobilité soit cause qu'elles soient inconstantes dans toutes leurs affections morales ; et s'il n'en est pas de même dans leurs rapports physiques , la nature, d'une main toujours prodigue, leur départit alors les qualités les plus propres à leur conservation, au bonheur commun des deux sexes, et à répandre sur toute la société des charmes dont la puissance maîtrise tous les cœurs.

Ces dernières vérités étant de la plus grande

importance, je vais leur donner un léger déve-
loppement ; ce qui servira aussi à prouver combien le moral se lie toujours au physique. D'a-
bord, qui est-ce qui ignore que si, chez la femme,
on comprime ce besoin, il survient des mouvemens organiques irréguliers et dangereux, sous
le rapport de la santé ? Dans tous les cas, quand
ce dernier résultat n'a pas lieu, toujours le teint
se fane, le tissu cellulaire diminue de volume, les
contours s'applatissent, les formes s'affaissent, et
les désirs et les graces s'envolent rapidement, lorsque la femme ne donne pas un libre cours à ce
penchant.

Les désirs naturels ayant en eux un fonds d'u-
tilité incontestable, la femme, par cette variété
continuelle de sensations, fait plus que de se conserver seule ; elle veille encore à notre bonheur ;
elle modère cette ardeur du travail et cette contention d'esprit qui nous sont propres ; elle dis-
sipe nos chagrins ; elle adoucit nos amertumes
en détournant la vue des objets qui causent nos
infortunes ; elle calme et détruit à la longue nos
passions haineuses ; et nous préserve enfin de désordres organiques souvent irréparables, et d'un
plus grand mal encore, celui d'outrager la morale.
Utile d'un côté, cette mobilité nous charme
de l'autre ; car la femme ne peut multiplier ses
sensations sans multiplier les nôtres ; et puisque vivre c'est sentir, des étincelles du feu qui
l'anime, réjaillissent sur notre froide existence.

Ensuite ce penchant ne se dirigeant que sur des corps dont l'impression est presque toujours celle du plaisir ; plus la femme embellit sa vie, plus elle embellit la nôtre ; plus elle est heureuse, plus elle agrandit notre bonheur ; et quand nous sommes arrivés sur le bord de la tombe, si nous voyons à regret le terme de nos jours, c'est sans doute aux effets de ce désir mobile que nous en sommes redevables.

Qu'on se garde de croire cependant que de cette tendance à s'unir aux êtres de l'univers, et à multiplier leurs variétés, la femme ne retire d'autre bienfait que celui de sentir à chaque instant qu'elle existe, et de trouver souvent dans la durée d'un jour plus que la durée d'un siècle. Le génie qui la guide fait plus ; en même-temps qu'il lui apprend à chérir la vie, il la conduit, sous les auspices du plaisir, à savoir la conserver. Cet avantage est incontestable ; car la femme ne pouvant alors que recevoir des sensations, elle est mise à même de connaître tout ce qui l'environne, de satisfaire à ses besoins, de faire naître le plaisir, d'éviter la douleur, et de vivre, sans péril, au sein des luttes non interrompues qu'elle est forcée de soutenir. Un avantage plus grand encore, c'est que, pour apprendre à connaître, elle excite des mouvemens organiques qui sont cause que des molécules inertes passent à l'état de vie, de ce dernier état à celui de mort, que des sentimens anciens s'éteignent pour faire place

à des sentimens nouveaux; que des vertus inconnues paraissent pour disparaître à leur tour, et
laisser un champ libre à d'autres; que la vie se
compose et se décompose sans cesse, et que le
physique et le moral s'entretiennent dans une
jeunesse perpétuelle.

Ce qui prouve toujours que nos sentimens sont
en rapport avec le physique, c'est que ce besoin
de rechercher l'action des corps, et de multiplier
les sensations, diffère chez les femmes qui habitent
un climat opposé, à cause que l'organisation n'est
pas la même sous des influences diverses. L'observation atteste que dans les contrées brûlantes, la
mélancolie est une vertu, parce que dans ces pays
la sensibilité facile à s'exalter aime à se retrouver
toujours en présence du corps dont l'action nourrit
le feu qui l'anime. Si nous abandonnons ce même
climat pour passer dans des régions froides et
humides, ici les femmes nous frapperont par une
lenteur et une monotonie remarquable dans toutes
leurs opérations physiques et morales; qualités
qui se marient naturellement avec le peu de sensibilité et de contractilité dont ces femmes sont
douées. Les françaises au contraire jouissant d'un
climat tempéré, et par conséquent opposé aux deux
précédens, ont, sur celles soumises à ces derniers,
des avantages incontestables; mais qui toujours
suivent les modifications du besoin de sentir et
de varier les sensations; ainsi elles sont plus belles,
parce que, forcées d'agir, leurs organes se dé-

veloppent mieux ; plus spirituelles , parce qu'elles ne peuvent que comparer rapidement les qualités des corps physiques ou les actions humaines ; et plus aimables, d'abord par les deux seuls avantages dont nous venons de parler , et ensuite parce que plus portées que les autres à faire naître des sensations, elles jettent plus de fleurs sur le passage de la vie.

La vertu étant la conséquence de l'organisation, il est évident que pour donner au moral sa plus grande force, il faut donner à l'éducation physique sa plus grande perfection. Mais dans cette éducation de la femme est-on fidelle à ce principe ? l'observation prouve qu'on l'ignore dans un grand nombre de cas. Ainsi la nature lie l'existence de la femme à celle des êtres de l'univers. Loin de resserrer ce lien on s'étudie à le rompre. Un instinct conservateur dirige la femme vers tout ce qui peut faire naître en elle des sensations. Sous prétexte de périls imaginaires, on redouble d'efforts pour que ces sensations soient rares et monotones. Plus il y a d'harmonie entre la femme et les corps qui l'environnent, plus la première voit s'accroître son bonheur. Guidés par un instinct destructeur, des maîtres officieux rompent cette harmonie. En écoutant la voix de la nature, la femme se met aux prises avec les corps qu'elle est destinée à connaître, et elle les connaît bientôt, si elle reste libre, parce que ses sens sont alors mis en action ; de sorte qu'ici la pratique passe avant la théorie. Dans l'éducation qu'on lui donne, on suit une marche opposée. On la soustrait à l'action des corps ; on exige qu'elle raisonne avant d'avoir des idées ; on place la théorie avant la pratique ; et l'on transforme l'étude de ses relations physiques en métaphysique aussi absurde que contraire à la santé. Par une action continue et variée, elle cherche à multiplier ses connaissances pour sortir de l'enfance, n'être pas à charge à la société et pouvoir se conserver quand elle sera livrée à elle-même. On lui fait un crime de ce noble sentiment. Enfin, ignorant que la beauté, l'esprit et la vertu ne se développent et ne s'entretiennent qu'au sein de la liberté et d'un mouvement continuel ; que tout s'agite en nous et hors de nous ; que plus les êtres sont sensibles et délicats, plus ils doivent se mouvoir ; que la femme par conséquent doit se livrer à sa mobilité naturelle ; on force cette même femme à garder un repos plus ou moins absolu ; et c'est en vain que l'ennui qui la tourmente, que le dépérissement de son économie, que le dérangement des fonctions qui lui sont propres, que des vices, suite de cette détérioration physique, que des maladies cruelles, etc., réclament contre notre barbarie ; nos préjugés nous ont appris à rester insensibles aux prières des graces, et sourds aux cris de la douleur.

J'ai dit qu'on surchargeait l'esprit de la femme d'une métaphysique absurde ; on fait plus, dans la crainte où l'on est qu'elle n'ait quelques idées des corps qui l'environnent, et qu'elle ne puisse comparer des idées acquises avec celles qu'elle ne peut acquérir qu'au moyen de livres, instrumens toujours funestes quand on ne sait rien d'avance, on l'embarrasse encore en ne lui donnant à étudier que des choses étrangères à la contrée qu'elle habite, et qui ne sont d'aucune utilité immédiate. L'amour de ce vice est même porté si loin, qu'on pardonne moins à une femme d'ignorer le nom d'une chétive plante du nouveau monde, que celui d'une belle fleur qui vient d'éclore sous ses pas ; de vous étonner par son savoir profond sur l'oiseau merveilleux de l'arabie, que d'avoir une simple idée de la vie du chantre ailé qui anime le berceau où elle est à l'abri du soleil ; et de vous tracer le tableau de la religion, des mœurs, des lois et des préjugés des peuples de la Chine, que de rester comme étrangère au sein de la nation où elle est née, et où elle vit.

§. 2. RELATIONS MORALES.

Si maintenant nous portons notre attention sur cette sensibilité qui est la base de nos relations morales, nous la trouvons douée d'un penchant auquel on a donné le nom de vertu (1), sentiment qui semblable à celui qui préside aux relations

---

(1) Je n'entends par vertu que cette disposition habituelle de l'ame qui porte à faire le bien et à fuir le mal.

physiques, porte à agir pour sentir, connaître et se conserver ; mais avec cette différence que les actions qui en dérivent tendent au bonheur de tous, et non à celui d'un seul comme dans le premier cas.

La nature a développé toute la force de son génie en créant ce penchant, puisque, par le bien qu'il nous fait faire à autrui, il nous procure un bien incalculable, une puissance dont rien n'égale l'étendue et qui fait plus que dédommager les deux sexes de leur peu de force physique. Ce que j'avance est si positif que, lorsque la vertu s'élève à son dernier période, les nations deviennent alors les véritables images de la divinité : témoins ces anciens peuples dont les souvenirs nous sont plus chers que notre propre histoire. La vertu est un sentiment si puissant et si involontaire que par lui la nature unit les individus aussi étroitement qu'elle lie par des sympathies les élémens de l'organisation de chacun d'eux. Cette vérité est fondée sur des faits : car il est d'expérience que lorsque les membres qui composent une nation sont tellement corrompus qu'ils ne peuvent plus revenir à la vertu, il est d'expérience, dis-je, que cette nation périt, de même que les corps dont les organes une fois malades ne peuvent plus retrouver leur harmonie première. Les anciens étaient bien pénétrés de ces idées, qui, développées en peu de mots, leur servirent plus d'une fois à rallier des esprits égarés.

On me demandera pourquoi ce sentiment a

tant d'énergie? l'explication en est facile à donner. Jetez un regard observateur sur le physique des deux sexes : que vous dit ce physique? que l'espèce humaine n'est rien qu'autant que les individus qui la composent, combinent ensemble leurs forces.

L'amour du bien n'est pas le même chez l'homme et chez la femme : l'homme s'enflamme pour les sentimens moraux dont la pratique exige une grande dépense de forces organiques, et la femme cultive les vertus qui sont plutôt douces qu'austères, plutôt aimables que sauvages, et plutôt faites pour raffermir les liens sociaux que pour créer la société elle-même. Voilà pourquoi la modestie, la pitié, la bienveillance, la générosité, l'amour, l'honneur et toutes les vertus qui font que la société n'est qu'un heureux commerce de bienfaits et d'agrémens, sont le partage de la femme. L'observation confirme cette vérité, que l'on sent encore mieux en la voyant gravée sur le physique, ainsi que le prouvent nos considérations précédentes. Eh! comment concevoir en effet que cet être qui est étranger aux fatigues et aux périls réservés à l'homme; que cet être, dont la vie reste comme suspendue à l'aspect d'un péril imaginaire, qui ne s'occupe que de faire naître le plaisir, qui ne sait que sourire ou verser des larmes, et qui faible a tant d'intérêt de plaire, ou de tendre au malheur une main bienfaisante, soit capable de pratiquer d'autres vertus?

Ces nobles sentimens brillent chez la femme vers les premiers temps de la puberté ; ils se développent avec le physique, se modifient comme lui, et s'éteignent de même. Quoique faibles en apparence, ils sont susceptibles d'acquérir un degré de force inconnu chez l'homme. Le sentiment de l'honneur nous présente sur-tout ce phénomène : Charlotte Cordai, à l'instant où sa tête venait d'être tranchée, rougit encore après avoir reçu un soufflet de son bourreau.

Par une bizarrerie de l'esprit humain on accuse néanmoins les femmes d'être cruelles. Cependant, si tel est leur caractère, pourquoi ne sont-elles pas cruelles dans tous les momens de leur vie, comme les animaux carnassiers ? et pourquoi n'ont-elles pas comme eux la force physique unie au sentiment ? Je n'ignore pas que des excès révolutionnaires semblent prouver le contraire ; mais on ne serait que juste en imputant ces crimes aux hommes qui agissaient sur l'imagination des femmes ; car celles-ci, à cause de leur vive sensibilité et de leur grande flexibilité organique, se laissent comme les adolescens facilement entraîner ; et sans être cruelles, elles deviennent des seïdes. Au reste leur histoire, qui est celle de l'amour et de la vertu, prouve que leur vie ne s'allie point avec la férocité ; et si jamais dans leurs égaremens elles se sont souillées de sang, leurs tremblantes mains étaient conduites alors par les bras de l'homme.

D'après ce que je viens d'avancer, faut-il croire que les femmes ne peuvent rendre hommage aux plus grandes vertus ? mille faits prouvent le contraire. Le despotisme le plus affreux ne sera même jamais assez fort pour étouffer en elles les sentimens les plus élevés ; et toujours, quand il s'écroulera, elles seront les premières qui feront entendre les accens de l'amour de la patrie et de la liberté. Je dis plus, c'est que dans ces momens orageux où le corps social est en péril, elles surpasseront toujours les hommes en courage et en sacrifices. Les anciens qui étaient convaincus de cette vérité furent sublimes en empruntant les traits aimables de la femme, pour représenter le génie des plus belles vertus.

Chaque faculté morale de la femme mériterait sans doute de nombreuses considérations ; mais ce serait alors un ouvrage au-dessus de mes forces ; et pour ne pas sortir des bornes que je me suis prescrites, ce n'est que sur l'amour que j'entrerai dans quelques détails.

C'est par l'amour que les deux sexes sont liés l'un à l'autre ; qu'ils calment leurs inquiétudes mutuelles ; qu'ils complètent leur existence, et que le genre humain commence la société.

L'amour est la passion dominante des femmes ; c'est le levier puissant qui met en jeu leur physique et leur moral, qui règle leurs destinées, et le seul sentiment capable de diviniser l'objet qui a su les charmer. Cette vertu ne siége pas seulement dans quelques appareils organiques, son domaine est celui de l'économie entière; ce qui explique la force dont il est doué, et qui prouve que la femme est principalement destinée à éprouver le sentiment d'où dépend la conservation de l'espèce. En effet, la mollesse et la blancheur éclatante de son enveloppe; son regard qui est celui de la douceur et de la volupté; sa voix qui ne porte à l'ame que des émotions agréables; ses lèvres où voltige le sourire; sa physionomie qui est celle du fils de Vénus; ses bras qui ne sont faits que pour enchaîner le plaisir ou diriger les premiers pas de l'enfance; sa marche qui n'étale que les graces de la beauté; les deux demi-globes qui font l'ornement de sa poitrine, et dont les deux boutons qui les couronnent s'animent, lorsqu'ils sont doucement agités; son bassin couronné de tant d'organes que l'œil ne contemple jamais sans faire passer dans notre ame le frémissement du plaisir; ce bassin où sont contenus tant d'appareils dans lesquels naissent, se développent, se succèdent et s'éteignent les plus sublimes révolutions de la nature; en un mot, chaque partie organique de la femme ne vous réfléchit-elle pas un sentiment que vous ralliez sans cesse à l'amour ?

La femme, avons-nous dit, voit dans l'homme l'objet de son amour: d'où nous devons conclure que ce n'est que par des mouvemens durs et par

une action très-forte que sont mises en activité
la sensibilité et la contractilité de ses appareils
génitaux, tandis que l'on observe le contraire pour
les autres fonctions de l'économie de ce même
sexe. D'abord j'avais pensé que ce plan entrait
dans les vues de la nature, afin de contrebalan-
cer par ce moyen la froideur que l'on dit si
naturelle à la femme, à cause de la grande quan-
tité de lymphe et de tissu cellulaire propre à ce
sexe, mais j'étais loin de la vérité. Au contraire,
si l'on remarque que l'amour est la passion la plus
véhémente de toutes celles de la femme ; que ses
sympathies s'étendent à tout le corps ; qu'il siége,
par ce moyen, dans toute l'économie ; et que les
organes, où il a établi son sanctuaire, sont nom-
breux, épais, volumineux et d'une structure dont
la fibre est énergique ; et que par conséquent,
ce sentiment ne peut entrer en action que sous
l'influence d'une cause motrice très-puissante : le
phénomène qui nous occupe n'est-il pas alors
expliqué ?

Les résultats de cet ordre admirable confirment
même cette explication ; car il arrive par cette
disposition organique, que l'amour s'élève insen-
siblement pour n'avoir point d'effets nuisibles ; que
les sensations sont plus multipliées et moins fugitives ; que les désirs se changent en une passion
brûlante et de longue durée ; que les matériaux
de la conception sont mieux élaborés ; que les
organes sont plus propres à remplir leurs fonc-

tions ; que les deux sexes ont une tendance plus irrésistible l'un vers l'autre ; que leur union est plus intime ; que la génération est moins livrée au hasard ; que l'amour prend un caractère moral ; que la femme pendant la grossesse n'est plus qu'un objet de soins et de respects ; et que l'homme et sa compagne ne voient dans le fruit de leurs tendres désirs qu'un moyen de resserrer leur union et de rappeler leur bonheur.

Non contente d'avoir doué la femme d'un physique qui réfléchit par tous ses traits la beauté et l'amour, la nature, pour donner à ce dernier sentiment plus de force, sans multiplier les organes, et, par la plus grande simplicité de moyens, obtenir des avantages incalculables, aux convenances physiques, elle ajouta la pudeur, la coquetterie et le goût de la parure.

La pudeur, sentiment qui semble repousser l'amour pour en augmenter l'activité, naît avec cette passion, l'accompagne dans ses caprices comme dans ses extases, et s'évanouit quand cette même passion éteint son flambeau. Elle n'est pas une vertu particulière, indépendante de toute autre ; mais un des modes d'être ; mais un calcul ingénieux de l'amour, calcul qui donne à cette passion son côté moral, et à la femme mille fois plus d'empire que la beauté. Capable, comme la vertu qu'elle embellit, de s'élever à un très-haut degré, elle ne cède parfois une victoire noblement disputée qu'à la force d'actions sublimes, et qui ne sont que trop inconnues dans ce siècle où l'on n'apprécie la femme que par son or et non par son honneur.

Maintenant voici comme la pudeur donne lieu à tous ces phénomènes. Par le refus qu'elle fait de céder aux désirs de l'homme, celui-ci est forcé de se créer des moyens pour vaincre les obstacles qu'on lui oppose; mais, à mesure que ces moyens se multiplient, la femme donnant à la pudeur un plus grand caractère, et s'efforçant de plus en plus de résister aux armes de l'homme, il s'établit nécessairement une lutte qui met de part et d'autre l'amour fortement en action, et qui fait que cette passion acquiert tout le brillant d'une flamme céleste.

La pudeur est facile à s'alarmer; elle redouble ses efforts à chaque concession que fait la femme; et plus elle est menacée de perdre la victoire qu'elle dispute, et plus elle devient ingénieuse pour la défendre. Je ne la suivrai pas dans toutes ses périodes, mais je dirai que son triomphe est dans sa défaite; qu'elle est sublime, lorsqu'elle n'a plus que des larmes à opposer à son vainqueur; lorsque, par ses tendres prières, elle ne fait que rendre l'amour plus ardent; et, par ses vifs regrets, confondre mieux ensemble l'existence des deux sexes.

La pudeur ne s'éteint jamais entièrement; mais, à force de multiplier ses luttes, elle perd de son énergie, et alors la femme que guide un sentiment inappréciable, cherche par un doux artifice à lui redonner son premier éclat, ce qui a fait croire à des esprits corrompus, que pudeur et dissimulation étaient synonymes. Dans le cas où la pudeur est presque feinte, elle ne peut sans doute pénétrer fortement nos ames, néanmoins on doit tenir compte à la femme d'agir ainsi vis-à-vis de celui qu'elle chérit; car, malgré l'opinion de ces hommes à demi-animés, qui s'effrayent en voyant un être sensible, ce n'est pas un vice de rappeler les momens les plus chers de notre existence, de faire naître des obstacles que nous aimons à vaincre; de multiplier tous les moyens pour changer nos désirs en passions; de ne faire que des concessions d'amour, qui rendent l'amour plus énergique; de n'avoir l'air de succomber qu'au besoin d'aimer, quand cette faiblesse nous cause une volupté indicible; de simuler un soupir ou de verser une larme volontaire, lorsque nous retrouvons dans tous ces phénomènes de brillans souvenirs; et qu'en nous rendant le plus heureux possible, l'être le plus faible cherche sa puissance dans notre bonheur.

La pudeur n'est, ainsi que je l'ai dit plus haut, qu'une conséquence de la sensibilité, de l'organisation et des sympathies des appareils génitaux de la femme. Si la nature avait en effet créé de vastes organes et de nombreuses sympathies, afin de donner à cette sensibilité une grande force, pour arriver à ce but avec plus de certitude, elle devait unir à l'amour la pudeur, ainsi que la coquetterie et le goût de la parure; puisqu'à l'aide de cet artifice, elle rendait l'amour plus moral, la conception plus certaine, l'empire de la femme plus étendu, et le bonheur des deux sexes plus affermi.

On a fait de la coquetterie un tableau qui n'est pas dans la nature, et dont on retrouve à peine quelques traits dans la conduite des femmes galantes. Fille de l'amour, compagne et non ennemie de la pudeur, la coquetterie fait naître le désir dont celle-là rougit; c'est elle qui appelle le plaisir que l'autre redoute; c'est elle qui fait luire de douces espérances que la pudeur s'efforce de détruire; c'est elle qui se charge sur-tout de ramener un amant fugitif; c'est elle enfin qui agit de concert avec la pudeur pour donner à l'amour tout son sublime et rendre l'homme esclave de la femme.

On a avancé que la coquetterie tirait son existence de la mobilité naturelle à la femme : cependant rien n'est plus mobile que l'enfant, et l'enfant n'est rien moins que coquet. La nature repousse de telles explications. La coquetterie comme la pudeur est une des modifications de l'amour, et ne découle que des lois de l'organisation de la femme, et non d'une qualité qui ne peut servir de point de départ dans l'appréciation des phénomènes de la vie.

Si la pudeur et la coquetterie donnent à l'amour tant de force, le goût de la parure n'y contribue pas moins encore, et ici, comme dans le premier cas, la nature est aussi simple que merveilleuse : car en apprenant à la femme à placer un lys sur ses cheveux où une rose sur son sein, elle fut dispensée pour la rendre plus belle d'augmenter le nombre des organes. La parure rend la jeunesse plus brillante, donne au teint plus de fraîcheur; à toute l'économie une plus vive expression du sentiment, et prête mille charmes à la femme la moins favorisée du ciel. Si, d'un côté, elle produit ces effets magiques, de l'autre, en servant tantôt à la pudeur pour dérober des appas, et tantôt à la coquetterie pour ne laisser voir, qu'à travers un voile transparent, mille beautés ravissantes, elle tend au même but que les deux vertus qui précèdent, et n'est qu'un heureux moyen à l'aide duquel la femme provoque et repousse tour-à-tour les attaques continuelles de l'homme.

La parure frappe d'autant plus les hommes qu'elle fait ressortir les beautés physiques : ainsi telle fleur ne produira aucun effet, si placée sur la tête, elle est trop éloignée de la figure; tandis que, dans le cas contraire, elle ajoutera, même à un visage commun, un charme inexprimable.

La parure doit être simple, faire ressortir les formes naturelles, et laisser les mouvemens du corps entièrement libres. Quelques tissus légers et quelques fleurs, mais d'une couleur assortie suffisent toujours. Les femmes surchargées de riches étoffes, et la tête brillante de diamans, plaisent toujours moins que celles revêtues d'une simple robe; et dont la tête n'est parée que d'une rose ou d'un ruban. Le grand art n'est pas d'avoir à sa disposition de riches ornemens pour se parer, mais de savoir s'embellir à peu de frais.

La femme ne s'étudie jamais assez à cultiver le goût de la parure; c'est un des plus puissans moyens qui, en ajoutant aux beautés physiques, donne plus de force au sentiment; c'est un de ceux, par conséquent, qui contribuent le plus au bonheur; et j'avoue que la plus belle conquête que la femme ait faite sur les corps de la terre, c'est de leur avoir arraché les moyens de voiler ses appas, et de leur donner plus de charmes.

Mais c'est en vain que tout concourt à rendre l'amour le plus énergique des sentimens; s'il n'est réciproque, les vœux de la nature ne seront pas accomplis, ou ils ne le seront que très-imparfaitement, malgré ce qu'elle avait fait pour arriver à un but contraire; et la femme n'aura qu'un vain pouvoir. Les deux sexes, loin d'avoir été heureux, n'éprouveront qu'un véritable remords, ils resteront étrangers l'un à l'autre, ils se sépareront avec indifférence, ils voleront dans d'autres bras, et, après de longues années, s'ils se revoient seuls, et tête à tête, sur mon honneur, ils ne seront pas animés de ce sentiment d'amitié que fit éclater Saint-Preux près de madame de Wolmar.

Maintenant, si nous tirons des conséquences de

ce qui précède, dirons-nous que la femme, en amour, est plus inconstante que l'homme? des médecins se sont décidés pour l'affirmative, et Roussel a adopté cette opinion. L'auteur d'Emile pense le contraire. Le degré d'énergie de la sensibilité des organes génitaux de la femme; le nombre et la force de ces mêmes organes, et leurs sympathies aussi multipliées qu'admirables, phénomènes qui sont dans un sens presqu'inverse chez l'homme, nous forcent à adopter le sentiment de Rousseau. Comment concevoir ensuite que celle qui ne vit que par l'homme, soit plus inconstante que celui qui vit en souverain de l'univers, et qui n'a d'autre maître que lui-même? Comment concevoir que le plus faible soit plus inconstant que le plus fort, lorsque le premier se met alors en guerre avec le second? Comment concevoir enfin que la femme cherche plutôt que l'homme à porter dans la société des désordres qui tournent plus au désavantage de l'un que de l'autre? Au reste, les faits sont en faveur de l'opinion du premier des philosophes, puisqu'il n'est rien de plus commun que de voir une femme dont le mari ne satisfait pas aux devoirs conjugaux, languir et s'exposer aux maladies les plus graves, plutôt que de manquer à l'honneur; tandis que l'homme se fait presqu'un jeu de la foi conjugale.

Chez l'homme la jalousie a été regardée, dans tous les temps, comme une passion funeste; parce qu'elle porte à des actes tyranniques, parfois même

criminels, et toujours injustes; et sur-tout odieux
envers un être faible. Elle a été encore l'objet d'un
ridicule mérité; parce que l'homme ne doit pas
même se plaindre, lorsque l'on trahit son amour,
la supériorité du jugement dont il est doué, sa
force physique et morale le rendant maître d'abandonner celle qui est devenue indigne de partager
ses feux. Chez la femme, au contraire, la jalousie qualifiée de défaut, et parfois de vice, est
un des sentimens qui sont le plus en rapport avec
le physique, et qui, malgré le sarcasme du liber-
tin, honore celle qui l'éprouve, et flétrit celui qui
le fait naître. Pourquoi la femme ne serait-elle pas
en effet jalouse, puisqu'on cherche à lui ravir un
cœur, dont elle ne fit la conquête que par les plus
beaux sacrifices; que son amonr délaissé peut l'entraîner dans des erreurs funestes; que sa tendresse
n'est payée que par une cruelle ingratitude; qu'elle
voit prodiguer à d'autres ses biens propres et ceux
de ses enfans; qu'elle combat l'un des vices les
plus funestes à la société; et qu'elle cherche enfin,
en se conservant un bras protecteur, à se mettre à
l'abri de tous les malheurs qui attendent la faiblesse
livrée à elle-même? Cette passion me paraît même
si conforme à la nature, que je conçois qu'une
femme doit moins s'alarmer des pertes de la fortune que des infidélités de son époux; et qu'elle est
plus digne de pitié que de blâme, lors même que,
trop facile à se faire illusion, elle se montre injuste dans ses plaintes.

Maintenant revenons à la sensibilité dont les modifications diverses constituent les sentimens moraux. J'ai dit que cette sensibilité était irrésistiblement portée à se mettre en action; la nature, pour accroître encore ce penchant, inspira à la femme le goût des arts d'agrément, et par ce simple artifice elle fit pour la vertu ce qu'elle avait fait pour l'amour, en embellissant cette dernière passion des charmes de la pudeur, de la coquetterie et de la parure. Il est vrai qu'une opinion contraire est actuellement émise; mais peut-on avancer, sans être doué d'un esprit faux, que la nature, si ingénieuse pour rendre fortes et sublimes les vertus, ait voulu détruire ou enlaidir son propre ouvrage? tristes inconséquences de nos faux jugemens, nous tournons contre nous-mêmes les moyens propres à notre bonheur, et nous accusons ces moyens d'être la cause funeste de nos infortunes! Mais que les nations modernes reviennent à toute leur dignité; alors les arts d'agrémens seront ce qu'ils doivent être, et ils reprendront cette noble et première destination que leur donnèrent les anciens, ces peuples qui ne furent les plus grands que parce qu'ils portèrent le plus loin l'enthousiasme des vertus.

Le goût des arts d'agrémens diffère chez les deux sexes, et se modifie selon les passions dominantes de chaque individu. La femme cultive les arts qui rendent les vertus plus douces, plus vives et plus aimables; mais de préférence ceux qui font ressortir les beautés naturelles, et qui donnent à l'amour plus de force et d'éclat : de là vient que la danse et la musique ont pour elle un attrait inexprimable. Désir heureux que l'on trouve si bien lié avec le physique, quand on se rappelle ce qu'est ce même physique, les vertus avec lesquelles il est en harmonie, et qu'il est sur-tout destiné à servir de trône à l'amour !

C'est à tort que les femmes cultivent peu les arts d'agrémens, ou qu'elles leur donnent une fausse direction ; elles se privent alors d'un moyen qui n'a point d'égal pour accroître leur bonheur et le nôtre. Sans doute que des hommes qui aiment à rabaisser l'esprit humain, s'éleveront contre ces conseils ; mais, malgré leurs clameurs, je dirai toujours que les arts d'agrémens cultivés selon le but de la nature, servent à élever l'ame vers la vertu, et qu'il n'est rien au-dessus d'eux, qu'un souffle divin pour mieux nous conduire vers ce but. Quand la beauté, aimante de l'honneur, fait résonner sur les cordes harmonieuses d'une lyre plaintive les soupirs d'amour, ou qu'animée par Terpsycore, tout son corps devient un prisme merveilleux, dont les mouvemens, mille fois divers, réfléchissent autant de charmes enchanteurs, ne se crée-t-elle pas alors un pouvoir sans bornes, et un bonheur pareil à celui que notre imagination place dans les demeures célestes?

La sensibilité et les organes des voies digestives, altérés par une cause quelconque, occasionnent, avons-nous dit, des maladies, et parfois dés vices; nous observerons aussi que les sens externes exposés, chez la femme, à mille chocs terribles, transmettent à l'organe encéphalique des impressions qui ébranlent, modifient ou altèrent la sensibilité morale, et la fibre cérébrale où cette sensibilité siége; d'où résultent, comme dans le premier cas, non-seulement des maladies, mais de nouveaux désirs et des passions inconnues, qui, pour être assouvis, conduisent l'individu qui les éprouve à des actes criminels pour le vulgaire, et qui n'inspirent que la pitié au médecin philantrope. Qui ignore que telle femme qui était un vrai modèle de probité ne cherche plus qu'à s'emparer des biens de ses semblables depuis le jour fatal où sa tête fut meurtrie par des coups doublement funestes? En Espagne et en Italie la femme dont on a trompé 'amour, aiguise souvent, dans son désespoir, le poignard qui doit la venger. Tous les jours on est témoin de ces faits que multiplient sur-tout les commotions politiques et les guerres civiles.

Si d'un côté cette observation n'est jamais démentie, de l'autre ces maladies morales qui tantôt ne naissent que pour disparaître au même instant; qui tantôt éclatent avec fureur ou ne donnent que de légers signes de leur existence; et qui tantôt n'abandonnent leur proie qu'à la mort, ou qui s'envolent rapidement, prouvent, aussi bien que l'état qui leur est contraire, les rapports du physique et du moral. Si l'on remarque, en effet,

que, chez la femme, la sensibilité des agens organiques de la volonté s'irrite sous l'influence d'une
cause même légère; qu'elle est exposée à mille
périls; que tour à tour elle est dominée par de nombreuses sympathies; que ces mêmes agens sont d'u-
ne contractilité étonnante et d'une structure débile;
qu'ils transmettent fortement au cerveau les impulsions qu'ils reçoivent; et que la sensibilité morale et la fibre où elle réside nous frappent plutôt
par leur faiblesse que par leur énergie; on ne
peut que se convaincre de cette vérité et s'é-
lever en même temps contre cette barbarie qui,
pour extirper les vices ou punir les crimes, in-
vente des supplices qui sont l'opprobre de l'huma-
nité.

Ces idées émises, nous signalerons une erreur
trop importante pour être passée sous silence, quoi·
qu'elle ne se rattache pas entièrement à notre sujet. Cette erreur est que, dans la pratique actuelle
de la médecine, on ne met pas assez de différence
dans le traitement des maladies communes aux
deux sexes; et que l'on prodigue les toniques, les
spiritueux et les narcotiques dans toutes les affections morbides qui assiégent les femmes. La sensibilité aussi vive qu'irritable des femmes, leurs
mouvemens aussi prompts que faciles à s'enrayer
ou à devenir convulsifs, les alimens et les boissons
qu'elles désirent, les travaux auxquels elles se
livrent, les vertus qu'elles cultivent, et sur-tout
l'expérience, auraient dû prouver, depuis long-

temps, que cette pratique était à la fois la plus empirique et la plus meurtrière. Non-seulement elle détruit la santé, mais comme le moral est inséparable du physique, l'un ne s'altère pas sans l'autre, et de là vient que chez la femme dont on exhaspère ainsi le système nerveux, la douceur fait place à l'âpreté du caractère, la patience à l'emportement, la raison aux discours insensés, les actions louables au caprice et à l'injustice, et les occupations utiles aux mouvemens tumultueux des vapeurs.

Les femmes dont le jugement est toujours si solide auraient dû faire depuis long-temps une justice éclatante de cet empirisme ; ou plutôt ce sexe aussi faible qu'intéressant , et qui nous rend heureux en nous laissant essuyer une de ses larmes ou calmer la plus légère de ses douleurs , aurait dû nous forcer à mieux raisonner nos opérations médicales. Mais tel est chez nous, comme chez l'artisan le plus grossier, l'empire de l'habitude , que les erreurs se transmettent de siècle en siècle, qu'à la longue elles prennent un caractère religieux aux yeux du corps qui les enseigne, et que celui-là serait un sacrilége qui serait assez hardi pour les combattre, lorsqu'elles comptent des mille ans d'existence.

Ces considérations et bien d'autres qui les précèdent , alarmeront sans doute quelques consciences timides, ou irriteront des préjugés dont la force est en raison de leur antiquité ; mais il y a trop de charmes à dire la vérité pour pouvoir la taire; et je le répète, en étudiant la nature, l'on se convaincra toujours que pour bien apprécier le moral, il faut remonter au physique. Je ne crains même pas d'avancer qu'en négligeant l'étude de cette vérité, les moralistes de nos jours contribuent à la destruction du mal moral, à peu près de même que les médecins étrangers aux connaissances des fonctions de l'économie, contribuent à la guérison des maladies. Les uns et les autres prennent une route qui conduit dans un labyrinthe, où les plus vastes génies ne se reconnaîtront jamais. Il en est de nos vices comme de nos affections morbides, tous les deux consistant dans un dérangement d'une ou plusieurs fonctions de l'économie, et dans des modes d'être non naturels de propriétés vitales de ces fonctions; on ne peut bien connaître et combattre les uns et les autres, qu'en remontant, et à la nature de ces fonctions et à celle de leurs propriétés vitales. Aussi ce n'est qu'à mesure qu'on approfondira l'histoire naturelle de deux sexes, que la morale deviendra plus conforme à la raison, et que le sort des deux moitiés du genre humain s'améliorera, sur-tout celui de la femme, dont les actions condamnables devraient être assimilées, pour la peine, aux délits criminels dont se rend coupable l'adolescent, à cause des rapports physiques de l'un avec l'autre. Je suis tellement pénétré de la vérité qui m'occupe, que je ne pense pas me faire illusion d'oser croire, d'après l'ardeur avec laquelle les esprits sont tournés vers l'étude des sciences physiologiques, qu'avant deux siècles, les moyens de corriger les vices de la femme, seront moins confiés aux armes sévères de nos lois, qu'aux soins du médecin.

Mais, puisqu'il ne nous est pas plus permis de nous refuser à pratiquer le bien ou le mal que de garder un repos continuel, il est évident que pour faire une bonne éducation morale, il faut suivre la même marche que dans l'éducation physique; c'est-à-dire avoir soin que cette éducation soit plus en action qu'en précepte; et qu'elle soit plus en exemple qu'en discours : car à l'individu qui se développe, il faut des choses, et non des mots, ne pouvant comprendre ceux-ci que par une étude préliminaire des objets qu'ils représentent. Dans le cas contraire, les facultés morales restent inertes, elles languissent et deviennent incapables de pouvoir juger de leurs rapports.

Ces principes admis par les sages, pratiqués par les grands peuples et suivis généralement en France, sur-tout depuis quelques années, sont inconnus encore par beaucoup de familles. Cependant voilà ce que veut la nature, et voyons si l'on observe ses lois. Du moment que la femme commence à acquérir les notions du juste et de l'injuste, elle veut tout connaître. C'est ce moment que l'on choisit pour la rendre solitaire. Ce besoin d'avoir des idées du bien et du mal se prononce de plus en plus à mesure que le physique se développe. L'on redouble d'efforts pour le comprimer. Naturellement faible et dépendante de l'homme, la femme doit avoir une connaissance profonde, des ressorts multipliés qui font agir la société. On trouve plus rationnel qu'elle reste étrangère au monde. Ne pouvant être heureuse et se conserver que par la pratique de la vertu, elle s'attendrit à la vue de l'infortune; elle ne peut voir des larmes sans verser des larmes; elle tend ses faibles bras à la faiblesse, et saisit avec enthousiasme tout ce qui élève ou fortifie ses nobles sentimens. Jaloux d'aller directement au mal qu'on veut produire, on exalte son imagination par la lecture de romans, dont l'effet est d'embellir constamment le vice au détriment de la vertu. Moins faite pour tracer des routes que pour suivre celles qui existent, elle cherche un modèle sur lequel elle puisse baser sa conduite. On lui met sous les yeux la vie privée de femmes, célèbres il est vrai; mais dont sur cent pas une ne fut une épouse fidèle et une tendre mère; tandis qu'il serait si facile de lui montrer des femmes, qui, non loin d'elle, cultivent les vertus les plus rares. La jeune fille étant très-disposée a s'enflammer pour l'amour du bien, alors la religion, ainsi que cela avait lieu chez les anciens, doit profiter de ce caractère naturel de la femme, pour la diriger vers des objets, ou l'entraîner à des actions qui élèvent de plus en plus les sentimens, afin de lui faire porter la vertu jusqu'à l'héroïsme. Eh bien ! de cette religion, qui est l'arme la plus forte du génie, on en fait une métaphysique qui produit un effet contraire à celui qu'on voulait obtenir. En un mot, il n'est rien qu'on ne tente pour qu'en sortant des mains de ses institutrices, la femme soit, dans beaucoup de cas, ou bornée sur le bien et sur le mal, ou disposée au fanatisme, ou, ce qui est plus commun encore, à envier le sort d'une courtisane célèbre, plutôt que celui d'une femme obscure, mais honorée.

Cependant n'allons pas croire que la femme soit la cause d'un mal aussi funeste; car si l'on observe que, d'après son physique, elle est plus faite pour recevoir que pour communiquer des impulsions; que son moral est modifié par le moral de l'homme; qu'elle est dépendante de ce dernier; qu'elle serait en guerre avec lui, si elle ne mettait son caractère en harmonie avec le sien; et que des deux moitiés du genre humain, la plus belle, mais la plus faible, serait la plus malheureuse; l'on se convainc, non-seulement, que l'éducation qui flétrit tant de brillantes qualités et tant de rares vertus, est notre propre ouvrage; mais encore que lorsque les femmes ont des vices ou des défauts, c'est nous et rien que nous qui en sommes la cause.

A METZ, DE L'IMPRIMERIE DE LAMORT.